AF297883

NOTE SUR LES DIFFÉRENTS PROCÉDÉS

DE

DOSAGE DE L'ALBUMINE

DANS LES LIQUIDES DE L'ORGANISME

CHOIX D'UN PROCÉDÉ ET MODIFICATIONS APPPORTÉES
DANS LES PROCÉDÉS EMPLOYÉS POUR LA SÉPARATION DE LA GLOBULINE
ET DE LA SÉRINE

PAR

E. FLAVARD

Chef des travaux chimiques du laboratoire de la clinique médicale (Lyon).

————+>>>✳<<<+————

LYON

ASSOCIATION TYPOGRAPHIQUE

GIRAUD, RUE DE LA BARRE, 12.

———

1881

NOTE SUR LES DIFFÉRENTS PROCÉDÉS

DE

DOSAGE DE L'ALBUMINE

DANS LES LIQUIDES DE L'ORGANISME

CHOIX D'UN PROCÉDÉ ET MODIFICATIONS APPORTÉES
DANS LES PROCÉDÉS EMPLOYÉS POUR LA SÉPARATION DE LA
GLOBULINE ET DE LA SÉRINE (1)

Dans le courant de l'année scolaire 1879-80, le *Lyon Médical* a publié le résumé et les conclusions de deux thèses faites au laboratoire de la clinique médicale, sous la direction de M. le professeur Lépine. Ces deux thèses, travaillées consciencieusement par les auteurs (mes amis Estelle et Dauvé), quoique faites à des points de vue différents, se complètent. Celle de M. Estelle contient des conclusions dont les cliniciens qui s'occuperont de l'albuminurie seront forcés de tenir compte.

Il serait au-dessus de mes forces d'entreprendre une critique des faits physiologiques ou des faits cliniques consignés dans ces deux thèses, qui, tout en restant l'œuvre de mes amis, n'appartiennent pas moins au maître désintéressé qui les a constamment aidés de ses conseils autorisés et leur a permis de mener à bonne fin ces travaux dont il a eu le premier l'idée.

Convaincu depuis longtemps que le contrôle est le critérium des faits scientifiques, j'ai entrepris le long et minutieux travail de vérifier les procédés de dosage de l'albumine

---

(1) Le procédé de dosage par l'alcool a été indiqué par M. Béchamp et par M. Birot dans une thèse inaugurale et dans la thèse d'agrégation de M. Dumas. Je ne donne que les modifications et les chiffres à l'appui.

totale, et les procédés de séparation de la globuline et de la sérine consignés dans la thèse de M. Estelle.

Je suppose les procédés qualitatifs connus ainsi que les nombreuses causes d'erreur contre lesquelles on a à se tenir en garde, et je passe à la détermination quantitative de l'albumine.

Si l'on consulte les différents ouvrages d'urologie, on trouve que les auteurs discutent les différents procédés de dosage, mais ne conseillent pas tel ou tel comme donnant des résultats mathématiquement exacts.

Exposer toutes les méthodes connues et les critiquer toutes serait un travail trop long, je me bornerai à citer les principales en reprochant à chacune son défaut.

Procédé d'Esbach. — Cette méthode consiste à précipiter l'albumine par une solution contenant :

> Acide picrique............. 10 grammes.
> Acide citrique.............. 20   —
> Eau — quantité suffisante pour un litre.

L'opération se fait dans un tube gradué, sur lequel sont marqués deux traits, désignés l'un par la lettre U, l'autre par la lettre R. On verse l'urine jusqu'au trait U et le réactif jusqu'au trait R. On agite huit ou dix fois, on laisse reposer vingt-quatre heures et on lit le chiffre qui correspond à la hauteur de l'albumine : ce chiffre indique la quantité d'albumine par litre.

C'est un excellent procédé clinique, mais dont les résultats sont très-inexacts, comme nous avons pu le vérifier avec MM. Estelle et Dauvé.

Méthode par les densités. — L'inexactitude de cette méthode est suffisamment démontrée par l'écart des coefficients employés par Thœbler et Bernhardt (415 et 210).

Méthodes optiques. — La première méthode, celle de Vogel et Dragendorff, consiste à étendre l'urine, à précipiter l'albumine par la chaleur et à compter le nombre de centimètres cubes d'urine nécessaires pour empêcher de voir à travers une cuve le cône lumineux d'une bougie stéarique.

Cette méthode peu pratique, longue et délicate, ne donne que des résultats approximatifs.

La deuxième, due à M. Potain et consignée tout au long

dans le Traité de la glycosurie de Bouchardat, consiste à verser avec une burette de l'urine dans de l'eau distillée, de façon à avoir une teinte semblable à celle d'un verre opaque pris comme type, et à multiplier le nombre de divisions de la burette par un coefficient déterminé par les pesées.

Quoique plus rapide que la précédente, cette méthode n'est pas plus exacte; elles ont toutes le grave inconvénient d'être soumises aux influences de la vision.

Méthodes par les solutions titrées. — Recommandées par Bœdeker (ferrocyanure), Libavius (tannin), Girgensch (chlorure de sodium).

Ces méthodes sont longues et ne donnent que des résultats contestables.

Méthode polarimétrique. — Admise par Becquerel et Hoppe Seyler, cette méthode est très-inexacte, puisque dans une thèse inaugurale (*Essai sur les albumines pathologiques*, Montpellier, 1874), le docteur Birot a démontré que les erreurs en plus ou en moins pouvaient aller de 5 à 8 grammes par litre.

Méthode par les pesées. — Cette méthode a été constamment employée par MM. Estelle et Dauvé dans leurs recherches.

On peut procéder de deux façons :

1° En précipitant l'albumine par la chaleur ;

2° En précipitant l'albumine par l'alcool.

La plupart du temps, la précipitation par la chaleur est imparfaite, du reste le tout a été observé par plusieurs opérateurs.

D'autre part, si on chauffe trop longtemps, des particules d'albumine restent adhérentes à la capsule, et enfin si on a acidulé avec l'acide nitrique on s'expose, en chauffant un peu trop, à perdre beaucoup d'albumine par suite de sa transformation en hypoxanthine ou en une combinaison soluble à chaud et à froid.

Mehu précipite par l'acide phénique.

Ces deux manières de précipiter l'albumine sont excellentes. Pour mon compte, je n'hésite pas à donner la préférence à la précipitation par l'alcool à 90°, comme le recommande le docteur Birot.

On a reproché à ce procédé de précipiter même les peptones ; seulement comme leur présence dans l'urine est très-douteuse, le reproche reste sans valeur.

On a prétendu encore que ce procédé est coûteux ; ce reproche ne devrait pas être relevé, car dans tout laboratoire bien installé on rectifie les résidus d'alcool. Après une série d'expériences dont je donnerai les résultats, j'ai été convaincu que ce moyen de précipiter l'albumine est le plus exact, à condition d'opérer comme je vais l'indiquer.

On prend 20 cc. d'urine ou 5 cc. de sérum, on ajoute 60 cc. ou 25 cc. d'alcool à 90°, suivant qu'on a affaire à l'urine ou au sérum. On agite à plusieurs reprises, on laisse reposer six heures au moins si on veut avoir un précipité net. Le précipité rassemblé au bout de ce temps au fond du verre est jeté sur un filtre, on le lave à l'eau bouillante, à l'alcool à 75° et à l'alcool bouillant ; après ces divers lavages qui ont débarrassé le précipité des impuretés, on sèche le filtre à l'étuve à 110° et on pèse.

Pour être exactes, les pesées doivent être faites avec les précautions suivantes ;

Avoir un flacon bouché à l'émeri assez grand pour contenir un filtre, et faire la tare une fois pour toutes ;

Faire sécher le filtre à l'étuve, à côté du flacon, enfermer le filtre dans un flacon, porter le tout sur le plateau de la balance et attendre pour faire la pesée que l'équilibre de température soit établi ;

Opérer de même pour le filtre contenant le précipité ; la différence des deux poids donne le poids de l'albumine.

Si on n'opère pas ainsi, le papier étant hydroscopique, on commet des erreurs assez fortes.

Les poids d'albumine totale trop forts ou trop faibles obtenus par MM. Dauvé et Estelle sont le résultat de pesées faites par un temps humide ou sec.

Je crois pouvoir d'ici peu donner un procédé ou un moyen de précipitation de dosage analogue à celui d'Esbach, mais plus exact.

Séparation de la globuline et de la sérine. — Dans sa thèse inaugurale M. Estelle a démontré qu'il y a deux albumines dans l'urine et que la proportion de sérine et de globuline qu'on y trouve est la même que celle du sérum sanguin, à quelques exceptions près. M. Estelle a employé avec raison la méthode de Gannal et Thammartsen qui consiste à précipiter la globuline par le sulfate de magnésium, et non celle de Gerhardt, Lehmann, etc., qui consiste à additionner les liquides albumineux de vingt fois leur volume d'eau et de précipiter la globuline par un courant d'acide carbonique. La façon de laver le filtre en le laissant dans l'eau bouillante est défectueuse, M. Estelle avait modifié cette façon d'opérer, il lavait le filtre sur l'entonnoir. Cette manière d'opérer, meilleure que la précédente, présente quelques inconvénients ; en effet, la filtration se fait lentement, l'eau se refroidit et peut entraîner la globuline qu'elle dissout. D'un autre côté, dans cette précipitation qui, comme la précipitation par l'alcool, est purement mécanique, si on filtre de suite, une partie de la globuline est entraînée. Je me suis assuré que le seul moyen d'obtenir des résultats sérieux consiste à prendre un volume déterminé d'urine ou de sérum, à le traiter par la moitié du poids de sulfate de magnésium, à agiter et à laisser reposer pendant environ 12 heures ; après ce laps de temps la globuline se trouve rassemblée au fond du verre, ce qui permet de décanter une partie du liquide saturé de sulfate de magnésium et d'éviter ainsi des lavages très-longs qui peuvent donner lieu aux erreurs déjà citées.

La sérine se trouve dans le filtrat de l'opération précédente ; on l'additionne de quelques gouttes d'acide nitrique, on porte à l'ébullition et on filtre, dit Gannal. Cette façon de procéder présente les inconvénients que j'ai déjà signalés ; pour obtenir un bon résultat il faut verser le liquide encore bouillant dans un verre à pied à laisser reposer pendant au moins douze heures et opérer comme pour la globuline.

Quant aux pesées, il faut les faire comme pour l'albumine totale.

J'ai fait une série d'observations sur l'urine d'un albuminurique du service de M. le professeur Lépine, en opérant comme je viens de l'indiquer, et les résultats, tout en étant différents de ceux de MM. Estelle et Dauvé, ne changent rien à leurs conclusions.

Pour le dosage de l'albumine totale, j'opérai sur 20 cc. d'urine et 5 cc. de sérum ; pour la globuline et la sérine, sur 50 cc. d'urine et 10 cc. de sérum. (N° 18.)

6 Déc. Jour	Quantité	1.000	cc.		
—	Albumine totale		2	gr.	66
—	Sérine		1	gr.	12
—	Globuline		1	gr.	54
Nuit	Quantité	1.500	cc.		
—	Albumine par litre		1	gr.	90
—	— totale		2	gr.	85
—	Sérine par litre		0	gr.	72
—	— totale		1	gr.	08
—	Globuline par litre		1	gr.	18
—	— totale		1	gr.	77
7 déc. Jour	Quantité	1.500	cc.		
—	Albumine par litre		2	gr.	05
—	Id. totale		3	gr.	07
—	Sérine par litre		1	gr.	20
—	— totale		1	gr.	80
—	Globuline par litre		0	gr.	82
—	— totale		1	gr.	23
Nuit	Quantité	1.000	cc.		
—	Albumine		2	gr.	56
—	Sérine		1	gr.	08
—	Globuline		1	gr.	42
8 déc. Jour	Quantité	800	cc.		
—	Albumine par litre		2	gr.	35
—	— totale		1	gr.	88
—	Sérine par litre		0	gr.	90
—	— totale		0	gr.	72
—	Globuline par litre		1	gr.	40
—	— totale		1	gr.	12
Nuit	Quantité	3.000	cc.		
—	Albumine par litre		1	gr.	60
—	— totale		4	gr.	80
—	Sérine par litre		0	gr.	92
—	— totale		2	gr.	76
—	Globuline par litre		0	gr.	68
—	— totale		1	gr.	94
9 déc. Jour	Quantité	1.000	cc.		
—	Albumine totale		1	gr.	30
—	Sérine		0	gr.	73
—	Globuline		0	gr.	58
10 déc. —	Quantité	1.000	cc.		
—	Albumine totale		1	gr.	55

— Sérine	0 gr.	62
— Globuline	0 gr.	89
Nuit Quantité	2.000 cc.	
— Albumine par litre	1 gr.	15
— — totale	2 gr.	30
— Sérine par litre	0 gr.	42
— — totale	0 gr.	84
— Globuline par litre	0 gr.	73
— — totale	1 gr.	46
11 déc. Jour Quantité	1.000 cc.	
— Albumine	1 gr.	95
— Sérine	0 gr.	94
— Globuline	1 gr.	12
Nuit Quantité	1.500 cc.	
— Albumine par litre	1 gr.	75
— — totale	3 gr.	62
— Sérine par litre	0 gr.	82
— — totale	1 gr.	23
— Globuline par litre	0 gr.	98
— — totale	1 gr.	47
14 déc. Jour Quantité	500 cc.	
— Albumine par litre	1 gr.	95
— Albumine totale	0 gr.	97
— Sérine par litre	1 gr.	07
— — totale	0 gr.	53
— Globul. par différence	0 gr.	88
— — totale	0 gr.	45
14 déc. Nuit Quantité	1.500 cc.	
— Albumine par litre	0 gr.	60
— — totale	0 gr.	90
— Sérine par litre	0 gr.	42
— — totale	0 gr.	63
— Globuline par litre	0 gr.	18
— — totale	0 gr.	27
15 déc. Jour Quantité	500 cc.	
— Albumine par litre	1 gr.	20
— — totale	0 gr.	60
— Sérine par litre	0 gr.	68
— — totale	0 gr.	34
— Globuline par litre	0 gr.	52
— — totale	0 gr.	26
Nuit Quantité	2.500 cc.	
— Albumine par litre	1 gr.	10
— — totale	2 gr.	75
— Sérine par litre	0 gr.	42
— — totale	1 gr.	05

— Globuline par litre...	0	gr.	68
— — totale......	1	gr.	70
16 déc. Jour Quantité...........	800	cc.	
— Albumine par litre...	1	gr.	75
— — totale.....	1	gr.	40
— Sérine par litre......	0	gr.	78
— — totale.........	0	gr.	62
— Globuline par litre ...	0	gr.	97
— — totale.......	0	gr.	77
Nuit Quantité...........	1.500	cc.	
— Albumine par litre...	1	gr.	30
— — totale	1	gr.	95
— Sérine par litre	0	gr.	62
— — totale........	0	gr.	93
— Globuline par litre...	0	gr.	68
— — totale	1	gr.	02

Sérum.

Quantité de sérum......	90	cc.	
Caillot humide.........	125	gr.	
— séché à 100°....	30	gr.	
— Albumine p. 1,000 gr.	70	gr.	»
— — totale......	6	gr.	30
— Sérine par 1,000 gr...	31	gr.	09
— — totale........	2	gr.	79
— Globuline par 1,000 gr.	33	gr.	77
— — totale......	3	gr.	48

En opérant comme je l'ai indiqué, les erreurs ne dépassent jamais 0 gr. 05, limite des erreurs d'analyse. Ces chiffres, comme on le voit, ne changent rien aux conclusions du travail consciencieux de M. Estelle.